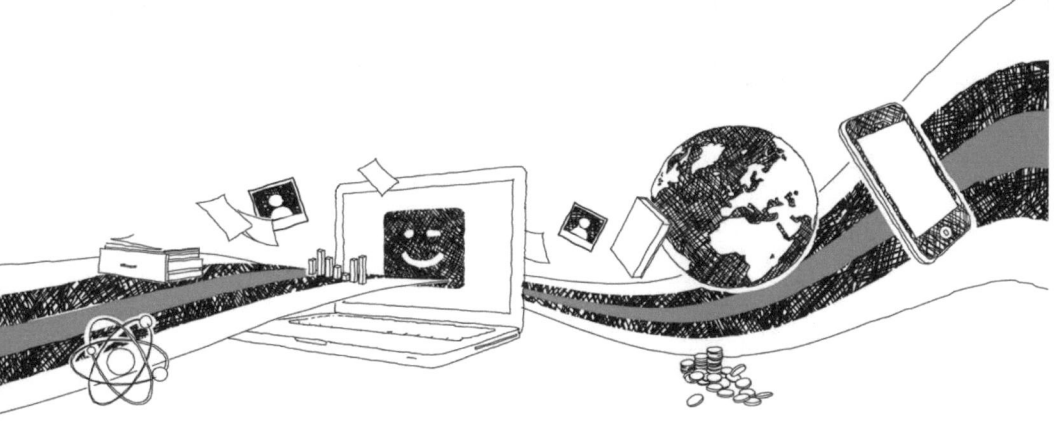
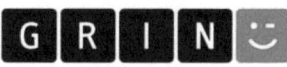

Kindliche Gesundheitsförderung. Ein Überblick über Präventions- und Interventionsmaßnahmen

GRIN ☺

Bibliografische Information der Deutschen Nationalbibliothek:

Die Deutsche Nationalbibliothek verzeichnet diese Publikation in der Deutschen Nationalbibliografie; detaillierte bibliografische Daten sind im Internet über http://dnb.d-nb.de abrufbar.

ISBN: 9783346914187
Dieses Buch ist auch als E-Book erhältlich.

GESUNDHEITSFÖRDERUNG

Inhaltsverzeichnis

1. Einleitung...1

2. Gesundheitsförderung...1

   2.1 Ansätze und Modelle der Gesundheitsförderung................................2

   2.2 Der Unterschied von Präventionsmaßnahmen und Interventionsmaßnahmen............3

3. Maßnahmen zur kindlichen Gesundheitsförderung................................5

   3.1 Impfungen..5

   3.2 Zahnpflege..7

4. Fazit..9

1. Einleitung

Die Gesundheitsförderung beruht laut der WHO auf „einen Prozess, der den Menschen ein höheres Maß an Selbstbestimmung über ihre Gesundheit ermöglichen soll" (vgl. WHO 1986, zit. nach Naidoo & Wills 2003, S. 96). Für diese Förderung und auch für die Prävention von Krankheiten ist das Kindes- und Jugendalter von zentraler Bedeutung, denn diese Altersphase stellt die fundamentale Grundlage für das gesundheitliche Verhalten im Erwachsenenalter dar (vgl. Kaluza & Lohaus 2006, S. 119). Bei Kindern und Jugendlichen ist die Ausbreitung körperlicher und psychischer Risikofaktoren bedenklich, weshalb sowohl diese als auch Eltern, Pädagogen und weitere Vertraute die vorrangigen Zielgruppen für Präventionsmaßnahmen und Gesundheitsförderung abbilden (vgl. ebd.). Da die Relevanz darin besteht, Krankheiten vorzubeugen und die Gesundheit zu fördern - insbesondere bereits im Kindes- und Jugendalter - ist das Ziel der vorliegenden Hausarbeit einen Überblick über die Unterschiede zwischen Präventions- und Interventionsmaßnahmen zu verschaffen und mit Fokus auf die kindliche Altersphase die Darstellung von zwei Präventionsmaßnahmen zur Gesundheitsförderung.

Bei der Behandlung des Themas in dieser Hausarbeit wird zu Beginn kurz noch einmal darauf eingegangen, was die Menschheit unter „Gesundheitsförderung" versteht. Infolgedessen wird auf unterschiedliche Ansätze der Gesundheitsförderung eingegangen. Daraufhin wird es um die Erläuterung und Unterscheidung von Präventionsmaßnahmen und Interventionsmaßnahmen mithilfe der zuvor beschriebenen Ansätze gehen. Folglich werden zwei Präventionsmaßnahmen zur kindlichen Gesundheitsförderung exemplarisch vorgestellt und zum Schluss der Arbeit wird es ein Fazit zur Thematik geben.

2. Gesundheitsförderung

Einige Menschen fassen die Gesundheitsförderung als einen begrenzten Arbeitsbereich und einen durchaus von Experten geleiteten Prozess auf, welcher die Pflege des menschlichen Gesundheitszustandes und dessen unterschiedlichen Lebensweisen ausübt (vgl. Naidoo & Wills 2003, S.83). Andere - auch die Weltgesundheitsorganisation - betrachten die Gesundheitsförderung als einen Arbeitsbereich, der sich durch die Anerkennung des untrennbaren Zusammenhanges zwischen Gesundheit und Wohlstand definiert (vgl. ebd.). Hierbei erfolgt auch das

Auffassen von tieferliegenden Krankheitsursachen und Problematiken bezüglich der Gleichberechtigung auf der gesundheitlichen Ebene und die Veranlassung von weit umwälzenderen und herausfordernden Methoden (vgl. ebd.).

2.1 Ansätze und Modelle der Gesundheitsförderung

Zur Förderung der Gesundheit existieren verschiedene Ansätze und Modelle, durch die unterschiedliche Praxis der Gesundheitsförderung widergespiegelt wird und die zudem unterschiedlich strategisch vorgehen (vgl. Naidoo & Wills 2003, S.89). Die Beschreibung folgender Ansätze soll anschließend als Handwerkzeug für das Verständnis des Unterschiedes zwischen Präventions- und Interventionsmaßnahmen - illustriert in Punkt 2.2 - dienen.

Beim *medizinischen Ansatz* fungiert die Gesundheitsförderung zur Verbesserung der medizinischen Interventionen, um Erkrankungen und frühzeitigen Tod zu vermeiden (vgl. ebd., S. 90). Repräsentiert wird der Ansatz oftmals durch drei Ebenen der Intervention (vgl. ebd., S. 90). Die „primäre Prävention" als erste Ebene zielt darauf ab durch Risikoaufklärung die Entstehung einer Krankheit zu vermeiden (vgl. ebd., S. 90). Diese Ebene steuert aber auch auf eine möglichst geringfügige Verbreitung einer Krankheit hin (vgl. Hurrelmann 2006, S. 148). Als zweite Ebene strebt die „sekundäre Prävention" die Vermeidung des Fortschreitens einer Krankheit an (vgl. Naidoo & Wills 2003, S. 90). Dieses Ziel ist von hoher Relevanz für die Unterbindung des Ausbruches weiterer Krankheitsstadien (vgl. Hurrelmann 2006, S. 149). Mit der dritten Ebene ist die „tertiäre Prävention" gemeint, welche im Bezug auf Gesundheit und Leid von bereits Erkrankten die Verhinderung einer Verschlechterung oder die Verhinderung des erneuten Krankheitsausbruches beabsichtigt (vgl. Naidoo & Wills 2003, S. 90). Die Intention dieser Ebene beruht zudem auf der Wahrung einer möglichst hohen Lebensqualität (vgl. Hurrelmann 2006, S. 148).

Der *Ansatz der Verhaltensänderung* setzt auf die Unterstützung von Individuen bei der Entgegennahme von gesünderen Verhaltensweisen zur Aufbesserung des Gesundheitszustandes (vgl. Naidoo & Wills 2003, S. 93). Hierbei wird der Versuch unternommen eine Verhaltensänderung in eine ganz bestimmte Richtung zu lenken (vgl. ebd., S. 95). Ein Erfolg kann bei diesem Ansatz jedoch nur mit Hilfe einer entsprechenden Bereitschaft des Betroffenen zum Agieren verzeichnet werden (vgl. ebd., S. 93).

Beim *Ansatz der Gesundheitsaufklärung* wird der Versuch der Vermittlung von Wissen und notwendigen Fähigkeiten und Fertigkeiten an den Menschen angestellt (vgl. ebd., S. 95). An-

2

schließend soll dies als Grundlage für die Fällung von richtigen Entscheidungen bezüglich des eigenen Gesundheitsverhalten dienen (vgl. ebd., S. 95). Dieser Ansatz verfolgt das Ziel des Selbstbestimmungsrechts der Klienten hinsichtlich dessen, in welche Richtung die Verhaltensänderung stattfinden soll (vgl. ebd., S. 95). Der *Ansatz des „Empowerment"* behilft den Menschen dazu, ihre gesundheitlichen Probleme zu erkennen und erforderliche Fähigkeiten und Zuversicht zu erwerben, damit eine angemessene Begegnung mit diesen Problematiken vonstattengehen kann (vgl. ebd., S. 95).

Als „fundamentale Gesundheitsförderung" wird vereinzelt der *Ansatz der sozialen und politischen Veränderung* beschrieben (vgl. ebd., S. 98). Hierbei kommt es zur Würdigung der Bedeutsamkeit von sozioökonomischen Verhältnissen als Determinanten (bestimmende Faktoren) der Gesundheit (vgl. ebd., S. 98). Für die Schaffung von Veränderungen physischer, sozialer und ökonomischer Lebensbedingungen, welche einen positiven Effekt auf die Förderung der Gesundheit haben, zielt der Ansatz auf die politische Ebene oder die allgemeinen Lebensverhältnisse (vgl. ebd. 3, S. 98).

2.2 Der Unterschied von Präventionsmaßnahmen und Interventionsmaßnahmen

Für das Verständnis der Bedeutung von *Präventionsmaßnahmen* und *Interventionsmaßnahmen* werden im Folgenden einige Ansätze der Gesundheitsförderung des Punktes 2.1 herangezogen.

Die Bedeutung des Wortes „Krankheitsprävention" basiert darauf, einer Krankheit - zu Gunsten ihrer Verhinderung beziehungsweise „Verhütung" oder Abwendung - zuvorkommend zu sein (vgl. Hurrelmann 2006, S. 149). Wird zudem bei der Definition von „Prävention" auf den Duden zurückgegriffen, so kann die Feststellung gemacht werden, dass es sich dabei um „Vorbeugung" und „Verhütung" handelt und sich demnach *Präventionsmaßnahmen* auf Maßnahmen zur Vorbeugung von Krankheiten beziehen. Auf diesem Wege soll also - auf die Gesundheitsförderung bezogen - das Zustandekommen einer Erkrankung erst gar nicht realisiert werden, für dessen Voraussetzung der Eingriff in den Ausgangspunkt der Krankheit ist. Bedeutend ist hierbei der Versuch der Implementierung von vorbeugungsbezogenem Denken und Handeln unter anderem mit dem Verzicht auf eine Veränderung menschlicher Lebens- und Arbeitsbedingungen (vgl. Schnabel 2007, S. 220). Die Anwendung von *Präventionsmaßnahmen* in der Gesundheitsförderung findet sich beispielsweise im ersten dargestellten Ansatz (*medizinischer Ansatz)* des Punktes 2.1 bei der Interventionsebene „primäre Prävention" wieder. Der Grund für die Annahme, dass hier eine krankheitsvorbeugende Handlungsweise zu verzeichnen ist, beruht auf der Zielsetzung dieser Ebene: die Vermeidung einer Erkrankung durch Risikoaufklärung (vgl. Naidoo & Wills 2003, S. 90). Dies kann beispielsweise durch Impfungen und die Förderung des Nichtrauchens vonstattengehen (vgl. ebd.).

Bei der zweiten Ebene des *medizinischen Ansatzes* - der „sekundären Prävention" - ist die Vermeidung des Fortschreitens einer Erkrankung von Belang (vgl. ebd.). Beispiele hierfür stellen Vorsorgeuntersuchungen und andere frühdiagnostischen Methoden dar (vgl. ebd.). Bevor es zum Eintritt eines ernsthaften Krankheitsverlaufes kommt, sollen sich beobachtbare gesundheitliche Risiken - wie Bluthochdruck oder Übergewicht - einer Behandlung unterziehen (vgl. Kriwy 2008, S.109). Hierbei handelt es sich um *Interventionsmaßnahmen*, was ebenfalls durch den Duden - mit der Bedeutung des Verbs „intervenieren" - verdeutlicht werden kann. Denn im Duden handelt es sich in diesem Falle um das (vermittelnde) Eingreifen in ein Geschehen, in einen Streit oder Ähnliches oder darum, sich (als Mittler) einzuschalten. Es wird ersichtlich, dass eine Krankheit bereits vorhanden ist und durch das Eingreifen in das Verhalten und den Lebensbedingungen des Menschen interveniert wird, um eine Verschlimmerung der Erkrankung zu vermeiden. Infolgedessen liegt es auch nahe zu vermuten, dass es sich bei *Interventionsmaßnahmen* um den konkreten Eingriff in das menschliche Verhalten handelt, um die Person vor bereits bestehende Tatsachen zu stellen. Mit dem *Ansatz der „Empowerment"*, welcher ebenfalls in Punkt 2.1 besprochen wurde, kann die Bedeutung von *Interventionsmaßnahmen* auch erläutert werden. Der Menschheit soll dazu verholfen werden, ihre Probleme auf der gesundheitlichen Ebene zu erkennen und dabei erforderliche Fähigkeiten und Zuversicht zu erwerben, um sich anschließend mit ihren Problemen angemessen auseinanderzusetzen (vgl. Naidoo & Wills 2003, S. 95). Durch das Verhelfen zur Erkennung der Problematik wird in das Verhalten des Menschen eingegriffen und es wird auf diesem Wege probiert eine Verbesserung der Bedingungen für die Gesundheit des Betroffenen zu bewerkstelligen.

Nun kann auch festgestellt werden, dass in vielen Situationen, in denen eine Krankheit bereits besteht, nicht nur interveniert wird, um die gesundheitlichen Bedingungen zu verbessern. Denn es wird auch präventiv eingegriffen, um eine Verschlimmerung beziehungsweise Verschlechterung des aktuellen gesundheitlichen Zustandes zu vermeiden.

3. Maßnahmen zur kindlichen Gesundheitsförderung

Laut dem Robert Koch-Institut (2004) betrifft schon das Kindes- und Jugendalter beträchtliche Risiken bezüglich ihrer Gesundheit, wie von Jungbauer-Gans und Hackauf in „Die Bedeutung von Gesundheitsprävention und Gesundheitsförderung für Kinder und Jugendliche" beschrieben (vgl. Jungbauer-Gans, Hackauf, S. 10). Hierzu zählen unter anderem (Vekehrs-) Unfälle, Verletzungen, psychische Beeinträchtigungen, Fehlernährung, Suizidgefahren, Fehlernährung, Übergewicht. Bewegungsmangel und Hörstörungen (vgl. Jungbauer-Gans, Hackauf, S. 10). Aufgrund der Konfrontation mit einer Fülle von Symptomen auf der somatischen und psychischen Ebene bedarf es bereits in dieser Altersphase einer Intervention (vgl. Kaluza & Lohaus 2006, S. 119). Genauer betrachtet: Für die Vermeidung von Fehlentwicklungen oder Folgeproblemen bei bestehenden Erkrankungen und Beschwerden, stellt das frühzeitige Versorgen des Betroffenen eine große Bedeutung dar (vgl. Lampert, Mensink, Hölling & Kurth 2008, S. 15). Denn je früher angemessene Maßnahmen in die Tat umgesetzt werden, desto höher ist die Wahrscheinlichkeit einen Erfolg zu erzielen (vgl. ebd.). Bei Kindern und Jugendlichen ist die Gesundheitsförderung aber zunächst primärpräventiv gerichtet, um die Unterbindung eines Risikoverhaltens von Beginn an zu gewährleisten (vgl. Schwarzer 2004, S. 347).

Folglich werden zwei Präventionsmaßnahmen vorgestellt, die zur kindlichen Gesundheitsförderung zählen. Diese beruhen zum einen auf *Impfungen* und zum anderen auf der *Zahnpflege*.

3.1. Impfungen

Einer der effektivsten und preislich günstigsten Präventivmaßnahmen der modernen Medizin sind Schutzimpfungen (vgl. Poethko-Müller, Kuhnert, Schlaud 2007, S. 851). Durch die gezielte Stimulierung des Immunsystems mit Antigenen anhand der Verabreichung von Impfungen, kommt es zur Erzeugung einer belastbaren Immunität (vgl. Heininger, S. 68). Diese wichtige Maßnahme ist auf die Hochphase der seuchenartig auftretenden Infektionserkrankungen zurückzuführen, wobei dem englischen Landarzt E. Jenner (1749-1823) die Erfindung einer menschenzentrierten Pockenprävention durch das Verabreichen von Rinderpocken gelungen ist (vgl. Schnabel 2007, S. 119). Nachfolgend kam es zur Herstellung von Impfstoffen gegen annähernd alle infektiösen Erkrankungen (McKeown 1982, zit. nach Schnabel 2007, S. 119). Einen Schutz bieten Impfungen also nicht nur für die Individualität, denn sie haben auch einen Kollektivschutz der Population zu Folge (vgl. Poethko-Müller, Kuhnert, Schlaud 2007, S. 851). Der Grund beruht darauf, dass bei einer hohen Impfquote ein Krankheitserreger nicht mehr eine ausreichend hohe Anzahl an Krankheitsempfängern erreicht und demnach dieser Erreger eine regionale Eliminierung und folgend eine die ganze Welt umfassende Ausrottung erfahren kann (vgl. ebd.). Die Gewährleistung eines ausreichenden Impfschutzes der von ihm behandelten Patienten liegt in der Verantwortung des Arztes, was - aufgrund der besonderen Infektionsgefahr in der frühkindlichen Altersphase - zunächst die rechtzeitige Einleitung einer Grundimmunisierung von Säuglingen und Kleinkindern, die Verhinderung unnötiger Verzögerungen und die zeitgerechte Beendigung - heißt (vgl. Heininger, S. 72). Jedoch ist das Impfen als Vorsorgemaßnahme auf freiwilliger Basis ausgerichtet, sodass den Eltern die Entscheidung hinsichtlich der empfohlenen Verabreichung eines Impfstoffes an ihre Kinder selbst überlassen ist (vgl. Heininger, S. 74). Beim Verzicht auf Impfungen wird ein Kind dennoch sehr wahrscheinlich ohne Schäden durch Infektionskrankheiten (die mittels Impfungen verhindert werden können) überleben (vgl. ebd.). Der Grund dafür ist das vergleichsweise geringfügige Risiko für die Entstehung ernsthafter Komplikationen beziehungsweise einer Krankheit überhaupt (vgl. ebd.). Veranschaulichen lässt sich dies anhand der Häufigkeit einer Infektion, welche beispielsweise bei Masern bei 1:1000 und hinsichtlich Tetanus bei einem Auftreten von geschätzt einmal auf mehrere 10000 Verletzungen liegt (vgl. ebd.). Demzufolge besteht die Option des Verzichts auf krankheitsvorbeugende Impfmaßnahmen, sofern die Hinnahme eines möglichen Auftretens einer Infektionskrankheit besteht (vgl. ebd.). Beim Vorhandensein einer derartigen Krankheit unterziehen sich diese infolgedessen dem Versuch einer Behandlung, jedoch sind der Großteil der Krankheiten - wie Masern, Mumps oder Röteln - nicht behandelbar (vgl. Heininger, S. 75). Viele Ärzte erklären sich auch bereit auf den Wunsch der Entwicklung eines individuellen Impfplanes für ein Kind einzugehen (vgl. ebd.). Vereinzelt wird der Wunsch nach einer späteren Verabreichung von Impfungen - als empfohlen - geäußert, was besonders bei Impfungen im Säuglingsalter zu beobachten ist (vgl. ebd.). Eine derartige Vorgehensweise ist jedoch mit einem Risiko verbunden, welches auf den nicht vorhandenen Schutz des Säuglings, bis zum Zeitpunkt der Vollständigkeit des Impfschutzes, beruht (vgl. ebd.). Insgesamt sind deutliche Defizite bei der zeitgerechten und lückenlosen Beanspruchung der gesamten Impfserien zu beobachten (vgl. Poethko-Müller, Kuhnert, Schlaud 2007, S. 862). Es existieren zwar hohe Impfquoten bei der Grundimmunisierung ohne Booster - da Impfungen gegen Tetanus, Diphtherie, Poliomyelitis, Hepatitis B, Hib und Pertussis grundsätzlich akzeptiert werden - jedoch beträchtlich niedrigere Impfquoten für die vollständig beendete Grundimmunisierung in den einzelnen Altersklassen (vgl. ebd.).

3.2 Zahnpflege

Die Zahnmedizin nimmt eine bedeutungsvolle Position in Hinsicht auf die Gesundheitsförderung ein, dessen Grund auf der Mundgesundheit als Teilbestand der allgemeinen Gesundheit basiert (vgl. Günay, Meyer 2010, S. 327). Die Mundgesundheit steht in Verbindung zu Herz-, Kreislauf-, Lungenerkrankungen, Diabetes, Osteoporose, Adipositas, Frühgeburtlichkeit und niedrigem Geburtsgewicht, was den gemeinsamen allgemeinen Risiken zuzuschreiben ist (vgl. ebd.). Demnach kann zur Gewährleistung der allgemeinen Gesundheit auch eine zahnärztliche Prävention beitragen (vgl. ebd.). Bei Bezugnahme auf die frühkindliche Karies, kann die Feststellung eines nicht vorhandenen kariesverursachenden Erregers bei der Geburt eines Kindes gemacht werden (vgl. Günay, Meyer 2010, S. 329). Erst später kommt es zur Übertragung des Erregers aus der Mundhöhle von Bezugspersonen - wie Eltern und Geschwister - über den Speichel (beispielsweise durch gemeinschaftliche Nutzung von Essbesteck und Vorkosten) (vgl. ebd.). Ursächlich für die Entstehung der frühkindlichen Karies ist auch die Ernährung über eine Saugerflasche in Form von zucker- und beziehungsweise oder säurehaltigen Getränken (vgl. ebd.). Im schlimmsten Fall kann es dadurch zum verfrühten Verlust von Milchzähnen kommen, womit auch eine negative Beeinflussung des Kieferwachstums und der bleibenden Zähne, wie beispielsweise Störungen der Kieferentwicklung oder Zahnfehlstellungen, einhergeht (vgl. Wetzel, Grieb, Pabst 1993, zit. nach Günay, Meyer 2010, S. 329). Und infolgedessen kann es zu Defiziten im sprachlichen und psychischen Entwicklungsbereich kommen (vgl. Kneist, Borutta 2005, zit. nach Günay, Meyer 2010, S. 329). Mit der Minimierung des Übertragungsrisikos der Keime anhand der Optimierung elterlicher Mundgesundheit und der damit einhergehenden geringfügigen Keimbelastung kann die frühkindliche Karies strategisch vermieden werden (vgl. Günay, Meyer 2010, S. 330). Für eine präventive Wirkung ist vor allem auch das Zähneputzen in Regelmäßigkeit durch elterliche Unterstützung von hoher Relevanz (vgl. Splieth, Treuner, Berndt 2009, S. 121). Bei einer Befragung der Eltern wurde aber bei 80 Prozent der Kleinkinder mit Karies der Zeitmangel (oder die Lustlosigkeit) der Eltern zum zweimaligen Zähneputzen festgestellt, hingegen bei Eltern von Kindern ohne Karies der Verweis zum zweimaligen täglichen Zähneputzen erfasst (vgl. Splieth, Treuner, Berndt 2009, S. 121). Somit wird deutlich, dass ein einmaliges Zähneputzen am Tag nicht ausreichend ist. In einer Interventionsstudie - stattfindend in Neubrandenburg - erfolgte für die Eltern von Kleinkindern in Krippen und bei Tagesmüttern auf einem Elternabend keine ausschließliche allgemeine Aufklärung über die Ätiologie der Karies und Prävention, sondern auch eine Zahnarztuntersuchung, eine Plaquenfärbung und eine individualisierte, befundbezogene Aufklärung samt praktischem Mundhygienetraining bei der Abholung des Kindes (vgl. Weiß 2007, zit. nach Splieth, Treuner, Berndt 2009, S. 122). Das elterliche Nachputzen mithilfe der KAI Methode (Kau-, Außen- und Innenflächen) und „lift the lip" zur guten Erreichung der Oberkieferfront bildeten dabei den Fokus (vgl. Lee, Rezaiamira, Jeffcott 1994, zit. nach Splieth, Treuner, Berndt 2009, S. 122). Es liegt nahe zu vermuten, dass viele Eltern im Unwissen über die Bedeutsamkeit des regelmäßigen (gründlichen) Zähneputzens ihres Kindes sind und sich den Risiken bei einer Vernachlässigung nicht bewusst sind. Daher sollten Veranstaltungen, die auf derartige präventive Maßnahmen ihren Fokus legen, vermehrt stattfinden. Auch entspricht es keiner Ausnahme, dass eine unzureichende Ernährung - beispielsweise in Form eines hohen Konsums an Süßigkeiten verbunden mit mangelhafter Mundhygiene - zu Zahnschäden wie Karies führt (vgl. Deneke, Bruns 2006, S. 104). Daher wird dazu geraten ein gesundes und zahnfreundliches Ernährungsverhalten einzunehmen, wobei auch die regelmäßige Teilnahme an Zahnarztbesuchen bei Schwangeren und frühzeitige zahnärztliche Untersuchungen des Kindes nicht außer Acht gelassen werden sollten (vgl. Günay, Meyer 2010, S. 330). Dennoch ist für Eltern in Deutschland das Auffinden eines (Kinder-) Zahnarztes für ein präventives Handeln ab dem ersten wachsenden Zahn des Kindes keine gewöhnliche Angelegenheit (vgl. Splieth, Treuner, Berndt 2009, S. 121). Aber bereits die zahnärztliche Versorgung der Mutter in der Schwangerschaft erzeugt einen positiven Effekt auf die Zähne der ersten und zweiten Dentition des Kindes (vgl. Günay, Meyer 2010, S. 330). Befindet sich das Kind auf der Welt, so erfolgt für die Mutter und für das Kind eine präventive Betreuung anhand von drei Terminen, dessen Zeitpunkte bewusst festgelegt worden sind (vgl. Günay, Meyer 2010, S. 330). Der erste Termin findet circa mit dem sechsten bis neunten Lebensmonat des Kindes mit dem ersten Zahndurchbruch statt, der zweite Termin etwa im 18. bis 24. Lebensmonat mit dem Durchbruch der ersten Milchmolaren und daraufhin der dritte Termin nach Abschluss des Wachstums der Milchzähne - circa im 30. bis 36. Lebensmonaten (vgl. ebd.). Darauffolgende Termine zur Behandlung sollten bedarfsbedingt und je nach individuellen Risikofaktoren gestaltet werden, dennoch ist die Vereinbarung von mindestens zwei Zahnarztterminen zur Behandlung von hoher Relevanz (vgl. ebd.). Der präventive Behandlungsbeginn kann in jeder Phase ansetzen, aber „je früher die Förderung beginnt, umso nachhaltiger ist die Wirkung" (vgl. ebd.).

4. Fazit

Schlussfolgernd lässt sich sagen, dass die Gesundheitsförderung eine wichtige Funktion in der Gesellschaft und in Medizin einnimmt. Wie der Begriff bereits preisgibt, handelt es sich um die Förderung der Gesundheit, wobei aber die Prävention von Krankheiten miteinbegriffen ist. Dabei ist das Kindes- und Jugendalter sehr bedeutend, da diese Altersphase die fundamentale Grundlage für das gesundheitliche Verhalten im Erwachsenenalter darstellt (vgl. Kaluza & Lohaus 2006, S. 119). Um die Gesundheit zu fördern, gibt es einige Ansätze und Modelle, durch welche eine Widerspiegelung unterschiedlicher Praxis der Gesundheitsförderung vonstattengehen kann und die unterschiedliche Vorgehensweisen haben (vgl. Naidoo & Wills 2003, S. 89). So gibt es beispielsweise beim *medizinischen Ansatz* die primäre Prävention, die sich auf Maßnahmen zur Vorbeugung von Krankheiten bezieht und somit *Präventionsmaßnahmen* anwendet. Es werden also Maßnahmen ergriffen, die eine Krankheit erst gar nicht zulassen. Die sekundäre Prävention setzt auf die Vermeidung des Fortschreitens einer Erkrankung (vgl. ebd., S. 90). Demnach ist eine Krankheit bereits vorhanden, sodass zumindest der Fortgang der Krankheit verhindert wird. Es wird interveniert - also eingegriffen - in das Verhalten und den Lebensbedingungen des Menschen und somit ist die Rede von *Interventionsmaßnahmen*, die hier angewandt werden. Als Beispiele für *Präventionsmaßnahmen* wurden *Impfungen* und *Zahnpflege* erläutert. Dabei wurde festgestellt, dass deutliche Defizite bei der zeitgerechten und lückenlosen Beanspruchung der gesamten Impfserien bestehen (vgl. Poethko-Müller, Kuhnert, Schlaud 2007, S. 862). Zwar existieren hohe Impfquoten bei der Grundimmunisierung ohne Booster, aber auffällig niedrigere Impfquoten für die vollständig beendete Grundimmunisierung in den einzelnen Altersklassen (vgl. ebd.). Die Mundgesundheit und somit die Zahnpflege entspricht einem Teilbestand der allgemeinen Gesundheit (vgl. Günay, Meyer 2010, S. 327). Zahnschäden wie Karies könne bereits im frühen Kindesalter vermieden werden, beispielsweise durch ein gesundes und zahnfreundliches Ernährungsverhalten oder durch die regelmäßige Teilnahme an Zahnarztbesuchen bei Schwangeren und frühzeitigen zahnärztlichen Untersuchungen des Kindes (vgl. ebd., S. 330).

Literaturverzeichnis

Bitzer, E., Walter, U. , Lingner, H. & Schwartz, F. W. (Hrsg.) (2009). Kindergesundheit stärken: Vorschläge zur Optimierung von Prävention und Versorgung. Heidelberg: Springer. ISBN: 978-3-540-88046-2.

Heininger, U (2009). Impfprophylaxe. In: E. Bitzer, U. Walter, H. Lingner & F.W. Schwartz (Hrsg.), Kindergesundheit stärken: Vorschläge zur Optimierung von Prävention und Versorgung. Heidelberg: Springer. ISBN: 978-3-540-88046-2.

Günay, H. & Meyer, K. (2010). Interdisziplinäre Gesundheitsfrühförderung: Ein Frühpräventionskonzept für die Verbesserung der Zahn- und Mundgesundheit von Mutter und Kind. *Prävention und Gesundheitsforschung, 5,* 326-339

Wetzel, WE, Grieb, A., Pabst, W. (1993). Milchfrontzahnextraktionen und ihre Folgen bei Kindern mit Nursing-Bottle-Syndrom. Schweiz Monatsschr Zahnmed 103:269–275. In: Günay, H. & Meyer, K. (2010). Interdisziplinäre Gesundheitsfrühförderung: Ein Frühpräventionskonzept für die Verbesserung der Zahn- und Mundgesundheit von Mutter und Kind. *Prävention und Gesundheitsforschung, 5,* 326-339

Kneist, S, Borutta, A. (2005). Zum Ursachenkomplex der frühkindlichen Karies. Dtsch Zahnärzteblatt 114:286–292. In: Günay, H. & Meyer, K. (2010). Interdisziplinäre Gesundheitsfrühförderung: Ein Frühpräventionskonzept für die Verbesserung der Zahn- und Mundgesundheit von Mutter und Kind. *Prävention und Gesundheitsforschung, 5,* 326-339

Hackauf, H., Jungbauer-Gans, M. (Hrsg.) (2008). Gesundheitsprävention bei Kindern und Jugendlichen. *Gesundheitliche Ungleichheit, Gesundheitsverhalten und Evaluation von Präventionsmaßnahmen.* 1. Auflage. Wiesbaden: VS Verlag für Sozialwissenschaften. ISBN: 978-3-531-15330-8

Jungbauer-Gans, M., Hackauf, H. (2008). Die Bedeutung von Gesundheitsprävention und Gesundheitsförderung für Kinder und Jugendliche. In: H. Hackauf, M. Jungbauer-Gans

(Hrsg.). Gesundheitsprävention bei Kindern und Jugendlichen. *Gesundheitliche Ungleichheit, Gesundheitsverhalten und Evaluation von Präventionsmaßnahmen.* 1. Auflage. Wiesbaden: VS Verlag für Sozialwissenschaften. ISBN: 978-3-531-15330-8

Lampert, T., Mensink, G. BM, Hölling, H., Kurth, B-M. (2008). Der Kinder- und Jugendgesundheitssurvey des Robert Koch-Instituts als Grundlage für Prävention und Gesundheitsförderung. In: H. Hackauf, M. Jungbauer-Gans (Hrsg.) Gesundheitsprävention bei Kindern und Jugendlichen. *Gesundheitliche Ungleichheit, Gesundheitsverhalten und Evaluation von Präventionsmaßnahmen.* 1. Auflage. Wiesbaden: VS Verlag für Sozialwissenschaften. ISBN: 978-3-531-15330-8

Kriwy, P. (2008). Gesundheitsprävention und Gesundheitsverhalten bei Kindern. In: H. Hackauf, M. Jungbauer-Gans (Hrsg.) (2008). Gesundheitsprävention bei Kindern und Jugendlichen. *Gesundheitliche Ungleichheit, Gesundheitsverhalten und Evaluation von Präventionsmaßnahmen.* 1. Auflage. Wiesbaden: VS Verlag für Sozialwissenschaften. ISBN: 978-3-531-15330-8

Hurrelmann, K. (2006). Gesundheitssoziologie. *Eine Einführung in sozialwissenschaftliche Theorien von Krankheitsprävention und Gesundheitsförderung.* 6. völlig überarbeitete Auflage. Weinheim und München: Juventa Verlag. ISBN-13: 978-3-7799-1483-9

Kaluza, G. & Lohaus, A. (2006). Psychologische Gesundheitsförderung im Kindes- und Jugendalter: Eine Sammlung empirisch evaluierter Interventionsprogramme. Zeitschrift für Gesundheitspsychologie, 14 (3), S. 119-134. Göttingen: Hogrefe Verlag.

Kolip, P., Altgeld, T. (2006) (Hrsg.). Geschlechtergerechte Gesundheitsförderung und Prävention. *Theoretische Grundlagen und Modelle guter Praxis.* Weinheim und München: Juventa Verlag. ISBN: 3-7799-1683-5.

Deneke, C., Bruns, H. (2006). ESSEN KOCHEN in der Jugendarbeit. *Modellprojekt „Selbst is(st) der Mann.* In: P. Kolip, T. Altgeld (Hrsg.). Geschlechtergerechte Gesundheitsförderung und Prävention. *Theoretische Grundlagen und Modelle guter Praxis.* Weinheim und München: Juventa Verlag. ISBN: 3-7799-1683-5.

Naidoo, J. & Wills, J. (2003). Lehrbuch der Gesundheitsförderung. 1. Auflage. Gamburg: Verlag für Gesundheitsförderung. ISBN: 3-929798-33-6.

World Health Organization (1986). Ottawa charter for health promotion. WHO, Geneva. In: Naidoo, J. & Wills, J. (2003). Lehrbuch der Gesundheitsförderung. 1. Auflage. Gamburg: Verlag für Gesundheitsförderung. ISBN: 3-929798-33-6.

Poethko-Müller, C.; Kuhnert, R & Schlaud, M. (2007). Durchimpfung und Determinanten des Impfstatus in Deutschland: Ergebnisse des Kinder- und Jugendgesundheitssurveys (KiGGS). *Bundesgesundheitsblatt- Gesundheitsforschung- Gesundheitsschutz.* Berlin: Springer Medizin Verlag.

Schnabel, P.-E. (2007). Gesundheit fördern und Krankheit prävenieren. *Besonderheiten, Leistungen und Potentiale aktueller Konzepte vorbeugenden Versorgungshandelns.* Weinheim und München: Juventa Verlag. ISBN: 978-3-7799-1145-6

McKeown, T. (1982). Die Bedeutung der Medizin. Frankfurt a. M.: Suhrkamp. In: Schnabel, P.-E. (2007). Gesundheit fördern und Krankheit prävenieren. *Besonderheiten, Leistungen und Potentiale aktueller Konzepte vorbeugenden Versorgungshandelns.* Weinheim und München: Juventa Verlag. ISBN: 978-3-7799-1145-6

Schwarzer, R. (2004). Psychologie des Gesundheitsverhaltens: Einführung in die Gesundheitspsychologie. Göttingen: Hogrefe. 3. überarbeitete und erweiterte Auflage. ISBN: 978-3-8409-1816-2.

Splieth, C.H., Treuner, A. & Berndt, C. (2009). Orale Gesundheit im Kleinkindalter. *Prävention und Gesundheitsforschung, 4,* 119 - 123.

Weiß, A (2007). Interventionsprogramm zur Prävention von frühkindlicher Karies (ECC). Medizinische Dissertation, Universität Greifswald. In: Splieth, C.H., Treuner, A. & Berndt, C.

(2009). Orale Gesundheit im Kleinkindalter. *Prävention und Gesundheitsforschung, 4*, 119 - 123.

Lee, C., Rezaiamira, N., Jeffcott, E. (1994). Teaching parents at WIC clinics to examine their high caries- risk babies. AS DC Dent Child 61(5–6): 347–349. In: Splieht, C.H., Treuner, A. & Berndt, C. (2009). Orale Gesundheit im Kleinkindalter. *Prävention und Gesundheitsforschung, 4*, 119 - 123.

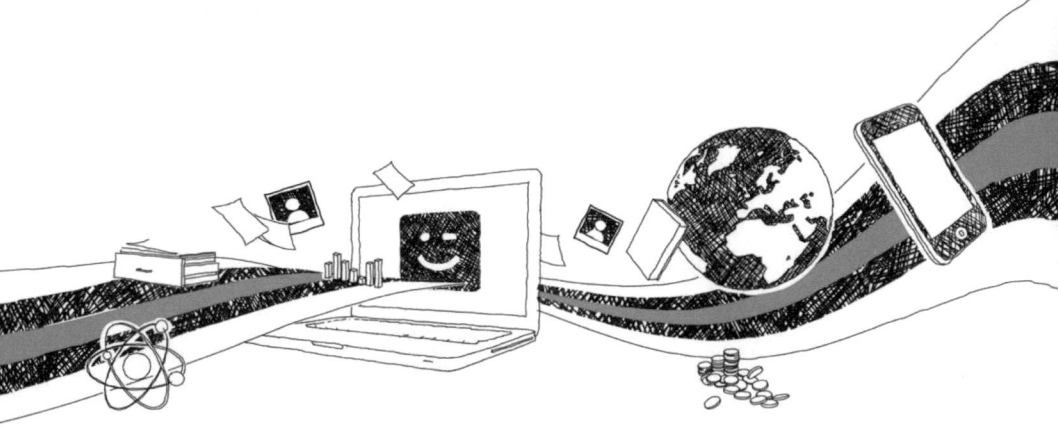
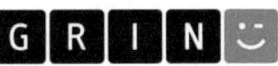